DU NOIR ET BLANC AUX COULEURS DE L'AME

Evelyne Aguilera

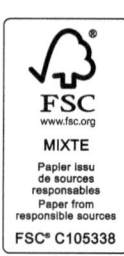

© Evelyne Aguilera

Editions BoD – Books on Demand
12/14 rond-point des Champs Élysées, 75008 Paris, France

Impression BoD – Books on Demand
BoD-Books on Demand, Norderstedt, Allemagne
ISBN : 9782322095100

Dépôt légal : Juin 2016

Cueillez les Roses de votre Vie

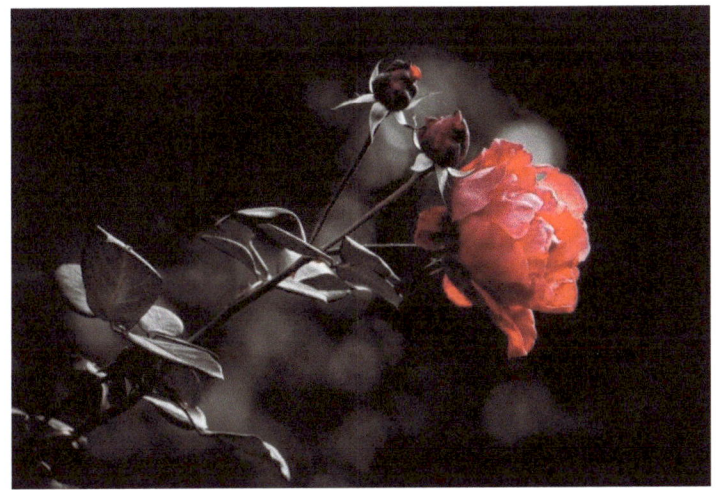

Dédicace

A
Ma famille
Mes amies

A
Mes fidèles lectrices et lecteurs de ma page Facebook
www.facebook.com/desmotsaudeladesmaux

Merci pour votre fidélité, vos encouragements,
Vos remerciements.

Quand mon Ame et mon regard

Rencontrent ma plume

Des émotions intimes ou partagées,
Des Moments de Vie racontés,
Parsemés de maux vécus ou relatés.
Des instants de joie et de Bonheur,
Au-delà de la peine et de la douleur ,
Au travers de mots universels.

Chacune et chacun d'entre vous, pourront s'y retrouver.
A vous d'y puiser l'air pour respirer, la force pour avancer.

Sa lecture pourra vous apaiser lorsque vous en aurez besoin.

Bon voyage au cœur de mes mots.

Sommaire

1. A la rencontre de Soi   P 15
2. Aimer et non souffrir   P 16
3. Allégeons ce Moi   P 17
4. Arrêtez votre quête du bonheur   P 19
5. Attente et espoir   P 20
6. Au gré des mots   P 21
7. Au-delà de l'absence, un nouveau chemin   P 23
8. Au-delà du contre-jour de la Vie   P 25
9. Ces mots-là   P 29
10. Ces pollens de Bonheur   P 31
11. Comme un papillon   P 33
12. Doux mots   P 37
13. Eclipse de Cœur   P 41
14. Espérance   P 42
15. Etre libre d'être Soi   P 43
16. Fatigué   P 47
17. Funambule sur le fil de la Vie   P 48
18. Il était une fois une plume   P 53
19. Il y a des jours où tout semble perdu   P 55

20. Jusqu'à Toi	P 59
21. Juste un instant	P 60
22. L'Ame à la dérive	P 63
23. L'empreinte du temps	P 66
24. L'impossible au-delà du possible	P 68
25. La mémoire	P 69
26. Laisse	P 71
27. Le corps en émoi	P 72
28. Le poids des ans	P 74
29. Le printemps est là	P 75
30. Le silence	P 76
31. Les mots	P 77
32. Lettre au temps	P 79
33. Nostalgie	P 83
34. Ombres de plume	P 87
35. Parfum de Rêve	P 91
36. Passé, Présent et Futur	P 92
37. Pensées	P 94
38. Pluie	P 95

39. Prends à nouveau ton envol	P 96
40. Quand allez-vous vivre à nouveau	P 99
41. Quelques notes	P 101
42. Rêve d'Amour	P 105
43. S'extraire de la solitude	P 109
44. Sans Toi	P 110
45. Souvenirs	P 111
46. Toi	P 115
47. Tranches de Vie	P 117
48. Une larme	P 121
49. Une plume libératrice	P 123
50. Un regard	P 125
51. Vivre à deux	P 129
52. Vous	P 130

Des citations* personnelles illustrées de photos* s'intercalent entre les textes et marquent ainsi la lettre de l'alphabet concernée.

*Toutes les photos sont personnelles ou libres de droit telles quelles ou retravaillées.

*Les textes, poésies et citations sont issus de mon inspiration et protégés par les droits d'auteur.

Sommaire

Citations personnelles

1.	Cueillez les roses de votre Vie	P 3
2.	Attendre	P 13
3.	Chaque jour	P 27
4.	Déposer avec sa plume	P 35
5.	Expire le passé	P 39
6.	Faites	P 45
7.	Il y a des personnes	P 51
8.	Je cherche	P 57
9.	Le Bonheur	P 61
10.	Ne juge pas	P 81
11.	On peut passer	P 85
12.	Prenons des risques	P 89
13.	Quelques pétales	P 97
14.	Reprends ta route	P 103
15.	Sachez écouter	P 107
16.	Tu es toujours	P 113
17.	Une seule petite pensée	P 119
18.	Vivre à deux	P 127
19.	Aimer	P 133

Attendre

Est bien mieux parfois

Que de ne plus rien attendre…

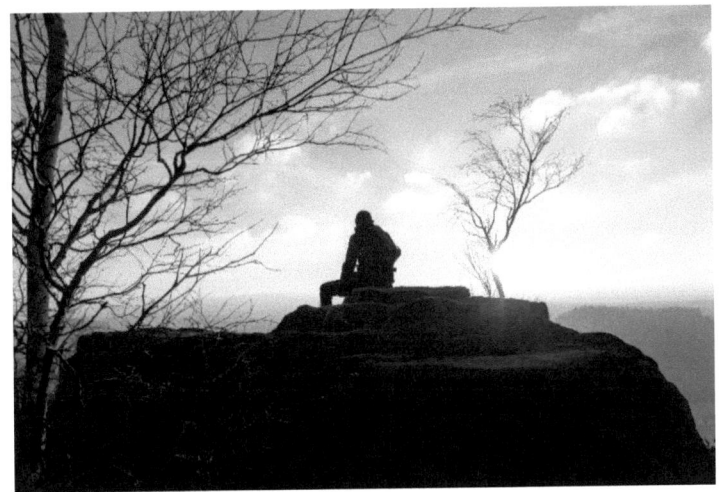

A la rencontre de Soi

Déployer ses idées pour résister
En donnant de la présence à ses pensées.

Ouvrir les ailes du courage
Pour partir à la rencontre de Soi,
En mettant des mots sur nos émois
Afin de mettre un visage,
Tant sur nos tourments que sur nos bonheurs.

De la simple phrase au véritable roman,
Ces mots agissent autant
Sur les esprits que sur les cœurs.

Alors que le silence peut créer un mal-être
Voire de l'incompréhension jusqu'au non-être,
L'audace de dire ou d'écrire les mots,
Peut soigner bien des maux.

Aimer et non Souffrir

Le temps est précieux,
Il passe très vite
Et le temps perdu ne se récupère pas.

L'Amour doit être simple,
Etre une évidence
Et non une souffrance au quotidien.

Reste-t-on dans une relation difficile par Amour
Ou par peur d'être seul à nouveau ?

Laissez votre Cœur ,au plus profond de vous,
Vous porter,
En sachant qu'Aimer n'est pas souffrir.

Au bout d'un moment, il est vital de penser à Soi
Pour Vivre sereinement chaque instant.

La Dead line, on ne la connait pas,

Alors, Vivez !

Allégeons ce moi

Quel que soit le fardeau
Que nous ayons à porter,
Posons le quelques instants
Pour nous reposer.

En faire l'état,
En est le premier pas.
Ouvrons donc ce fardeau,
Chargé de nos maux.

Des blessures, des cassures,
Des joies qui rassurent,
Des soucis, des conflits,
La famille, les amis.

Des larmes ravalées,
Des cris étouffés,
Une enfance oubliée,
Une adolescence compliquée.

Des partages et des trêves,
Des rires et des rêves,
Des silences criants,
Des non-dits sans faux fuyant.

Des phrases inachevées,
Des prénoms et des noms,
Des désirs inavoués,
Des oui et des non.

Des bonheurs précaires,
Des souvenirs délices,
Des instants éclairs,
Des visages complices.

Un passé, pas encore dépassé,
Un avenir à venir,
Un présent morcelé,
Un futur à construire.

Pêle mêle entassés
Au fond de ce bagage.
A nous, de faire le ménage,
Des maux, nous débarrasser.

Arrêtez votre quête du bonheur
Chez les autres !

Le bonheur est avant tout à l'intérieur de vous-même.
Arrêtez de le chercher ailleurs !

Vous ne pouvez rendre une personne heureuse
Si vous ne l'êtes pas un minimum avec vous même...

Lorsque vous l'aurez trouvée au creux de votre Âme,
Cette sérénité,
Lorsque vous vous accepterez vous-même,
Lorsque vous serez enfin en "paix " avec vous-même,

Alors là, et seulement là,

Vous pourrez partager votre Vie avec une autre personne.

Attente et espoir

Se retrouvent très souvent ensemble
Voire, sont inséparables...

L'attente peut faire souffrir à un point tel
Qu'on ne peut supporter une autre personne.
On a beau essayer de s'occuper de différentes façons,
On en revient toujours à la même chose,

Attendre,

Avec la même, voire, plus grande anxiété...

Peu importe la durée de cette attente,
C'est toujours un morceau que l'on prend au temps.
Et plus on attend, plus ce temps devient pesant ...

Et pourtant,

Attendre est bien mieux parfois
Que de ne plus rien attendre.

Au gré des mots

Flânez au gré de votre volonté,
Arrêtez-vous selon votre envie,
Posez-vous quelques secondes,
Laissez des traces de votre passage.

L'infini d'un rivage,
Un rêve qui s'installe,
Le temps d'un songe,
Laissez votre Âme s'évader.

Saisir l'insaisissable,
Frôler l'incompréhensible,
Approchez un rêve,
Tel un rouleau d'écume.

Entrouvrez la fenêtre de votre Âme,
Pour aller plus loin,
En vous laissant dériver
Au gré de ces vers.

Atteindre l'heure vespérale,
Entrevoir les rougeurs du couchant,
Vous percevez l'inconnu flottant
Sur ces crêtes inaccessibles.

Quelques frissons du Cœur
Sous le souffle d'un songe qui s'enfuit,
Votre raison s'éveille
Aux confins d'un poème.

Parsemé de mots en nuage,
A la lumière de l'aube,
Vous découvrez un horizon ouvert
A travers les brumes de vos pensées.

Au-delà de l'absence, un nouveau chemin

Sur berges de l'absence
Que tu arpentes sans cesse,
Même les arbres font silence
Suite à son évanescence.

Tu appelles en vain,
Ce proche parti trop tôt.
Son absence est un lourd fardeau
Qui envahit ton quotidien.

Comme elle manque sa présence.
Pourtant, il est toujours là.
Son Ame en silence, se pose, ici et là
Pour faciliter ta résilience.

Tu déambules dans ton passé
A la recherche de ces instants passés.
Tu fouilles dans tes souvenirs,
Mettant à jour tous ces plaisirs.

Tu revis tous ces moments avec insouciance.
Tu as même posé ce lourd fardeau,
Oubliant toute cette peine avec aisance,
Près de Lui à nouveau.

Reviens dans le présent maintenant,
Son Ame te tend la main
Pour découvrir avec Toi, ce nouveau chemin
Qui s'ouvre à la Vie.

Au-delà du contre-jour de la Vie

Au-delà de la grisaille des maux,
Il y a des mots qui maintiennent à flot,
Des mots qui soutiennent le Cœur,
Des mots qui font du bien à l'Ame.

Quelques graffitis du Cœur,
Un fondu d'émotions,
Un clair-obscur de la Vie,
Aux camaïeux de liberté.

Aquarelle d'un instant,
Mosaïque de moments de Vie,
La vie en filigrane,
Aux nuances de gris.

Esquissée du bout de mes doigts,
Par le pinceau de mon Ame,
Au pastel noir et blanc,
Agrémenté de pigments.

Tout en Relief,
Empreinte de Réalisme,
Pour une Renaissance,
Avec ou sans Résistance.

Parfois Sanguine,
D'autres fois Sépia,
De temps à autre Sérigraphie
Ou Silhouette.

Fresque aux textures multiples
Sur toile de jute,
Chanvre, coton ou lin,
Parfois métisse.

Sans trompe-l'œil,
Tout en transparence,
Ne pouvant laisser indifférent,
Par son dégradé réaliste de moments de Vie.

Chaque jour ne peut être bon
Mais
Il peut y avoir quelque chose de bon
Dans chaque jour

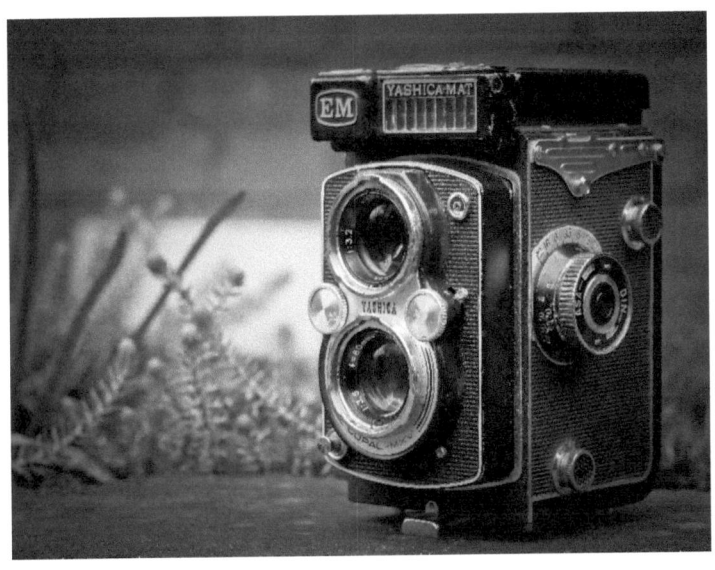

Ces mots là…

Tantôt tristes ou heureux,
Nostalgiques ou joyeux,
Apaisés ou Colériques.

Seuls ou à plusieurs,
Omniprésents à tous les temps,
Pourtant, on en oublie leur importance.

Tantôt artistes, tantôt des rues,
Chuchotés, chantés ou écrits,
Ils font partie de notre vie, de notre mémoire.

Ils nous enveloppent, nous apaisent,
Nous motivent ou maintiennent
Des émotions dommageables.

Sous toutes ces formes,
Prononcés à demi-mot
Ou dans un journal, lettre ou sms.

Lorsqu'ils sont source de force et d'espoir,
A puiser selon vos besoins,
Lors de solitude ou de désespoir.

Rassurants souvent,
Vous reconnaissant à travers eux,
Brisant ainsi votre isolement.

Espoir renaissant au fil des virgules,
Reposants à la rencontre des points,
Des mots pour soulager vos maux.

Ces pollens de Bonheur

Chacun d'entre nous
Aimerait être heureux.
Mais, qu'est-ce que le Bonheur
Pour ce chacun d'entre nous ?

Certains sont happés
Par le rythme effréné du quotidien,
D'autres sont pris au piège
Par les sables mouvants de la négativité.

Une partie d'entre nous
A encore envie d'y croire.
L'autre partie
A déjà un pied dans le désespoir.

Si chacun d'entre nous,
Un instant s'arrêtait,
Autour de lui, regardait,
Au sens de sa Vie, réfléchissait.

Peut-être qu'alors, le Bonheur
Prendrait forme.
Peut-être qu'alors,
Vous percevriez sa couleur.

Cela tient à si peu de choses,
Juste l'instant dans le présent.
Percevoir autour de Soi ces étamines de Vie,
D'où s'envolent ces pollens de Bonheur.

A cueillir à n'en plus finir,
A sentir jusqu'à s'enivrer,
A disséminer autour de Soi
En parfumant l'Air de senteurs d'Amour.

Comme un papillon

Tu as peut-être les ailes abimées,
La souffrance d'un Cœur brisé,
Pour autant, tu peux toujours marcher,
Tu n'as rien à te reprocher.

La tête, tu peux relever
Et tu dois avancer.
Ta survie en dépend,
Il est toujours temps.

Tire les enseignements
De cette histoire finissant.
Un nouveau jour viendra
Et ta tristesse finira.

Tu as été Aimé,
Tu peux encore l'Etre.
Ton Cœur peut renaître
De ses cendres consumées.

Crois en toi,
Prends soin de toi.
L'Amour reviendra
Et un jour te surprendra.

Déposer avec sa plume
Toutes nos émotions,
Pour mettre de l'ordre
Dans notre tourmente.

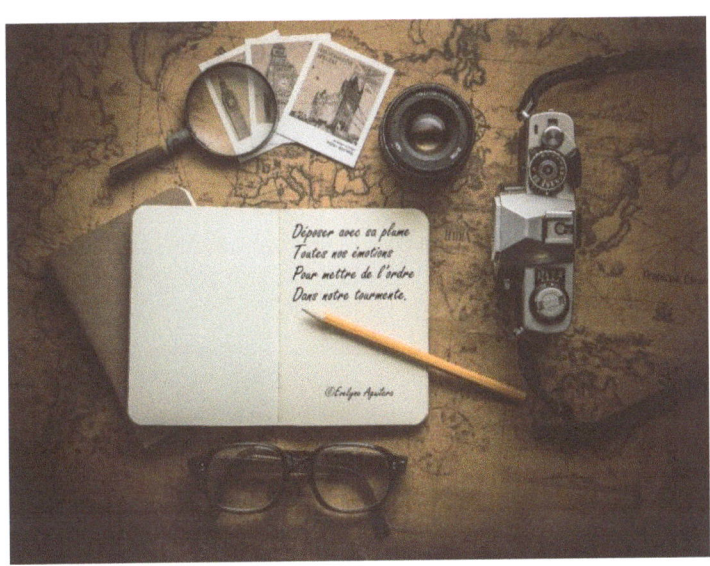

Doux mots

Au milieu des ombres de mon Cœur,
Se dissimulent des silences
Sur lesquels j'ébauche
Des mots au-delà des maux.

Au confins de journées aphones,
Entre crépuscule et nuit,
Je capture ces poussières d'espoir
Au-delà des heures qui défilent.

Le temps passe et se pare
De soieries aux perles d'espérance,
Tandis que la nuit tire les draps sur le jour,
Pour que le rêve devienne papillon.

Au-delà des ratures,
Ma pensée s'enfuit et fuit
Un alphabet en folie,
Pour   retrouver des lettres qui se lient.

L'arrivée de l'aube me laisse entrevoir
Quelques signes de promesses,
Aussi entre les pages de ma nuit,
J'insère des signets de tendresse.

Si toutefois ces doux mots
Etaient recouvert par l'écume du jour,
J'abriterais en mon Ame,
Les derniers soubresauts de ma plume.

Expire le Passé,
Inspire le Présent,
Inhale le Futur.

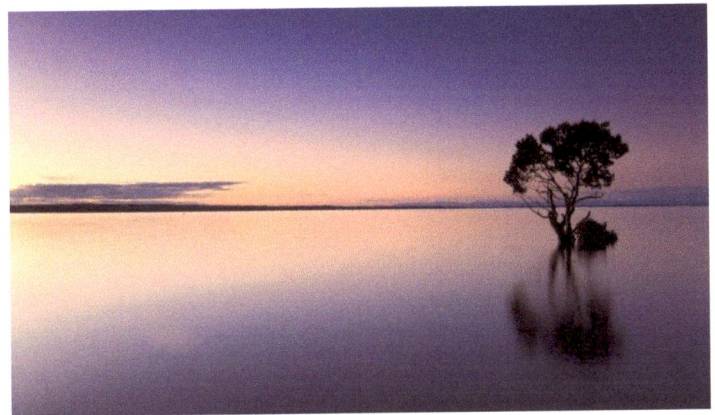

Eclipse de Cœur

Votre Cœur se retrouve
Dans l'ombre de la tristesse,
Cachant momentanément
Sa lumière.

Vous remontez alors le temps
A la rencontre de personnes chères,
Venues vous rendre visite
Pour vous tenir compagnie,
Afin de combler le manque
Qui vous étreint.

Espérance

Prenez un peu de temps
Pour vous asseoir quelques minutes,
Au creux d'un instant,
Juste Vous, avec Vous.

Nichez-vous à l'intérieur
Et regardez l'aube se lever,
Laissant poindre un rai d'espérance
Accroché aux gouttes de rosée.

Peut-être ne voyez-vous
Que la nuit qui succède à la nuit,
Cependant, essayez de percevoir
Un peu de cette lumière,

Aux couleurs de votre destin.
Devant vous, sur ce chemin,
Elle pointe peut-être un sourire,
Un regard, une main tendue.

Tout simplement la Vie
Qui ondule ici et là,
Sous le souffle léger de l'espérance
Vous invitant à la suivre.

Etre libre d'Etre Soi

Se lever,
Réapprendre à Vivre,
Avancer à nouveau
En se frayant un chemin,
En mettant de côté,
Ce et ceux qui blessent.

Croire au lendemain,
Croire en de nouveaux projets,
Redevenir Quelqu'un
Qui sourit à la Vie.

Libre d'Etre Soi.

Faites d'un moment simple,
Un moment merveilleux.

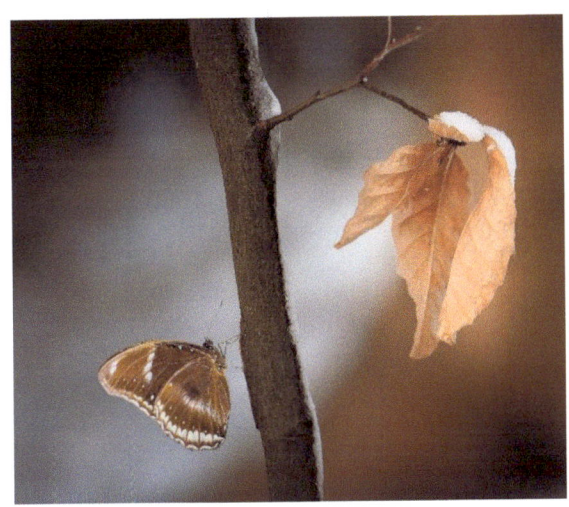

Fatigué

Ton âme est épuisée,
Tu peines à reprendre ton souffle,
Ton Cœur ne sait plus,
Tout est confus.

Ton corps est indiscipliné,
Tu as du mal à le contrôler.
Ton dos est courbé
Par le poids du passé.

Egaré parfois,
Entre le passé et maintenant,
Tu as du mal à aller de l'avant
Car tout cela te laisse coi et sans voix.

Aussi, repose-toi un moment.
Si besoin, fais une pause
Pour éviter la sinistrose,
Même s'il te faut du temps.

Mais surtout, n'abandonne jamais.

Funambule sur le fil de la Vie

Une journée s'achève sous les lueurs d'un crépuscule,
Aux couleurs splendides, rose, gris, mauve et orangé,
Formant un écrin pour y déposer ma douleur.

Des jours qui se succèdent, luttant jour après jour,
Pour Toi qui est parti,
Pour les Autres autour de moi.

Je suis à jamais blessée dans ma chair,
Dans mon Ame et mon Cœur,
Depuis que tu as fermé les yeux à tout jamais.

Je ne sais comment va être cette Vie
Mais je continue à errer, à chercher en vain,
A attendre, attendre quoi.

Je veux être forte pour Toi,
Aussi ai-je décidé de rester sur le chemin de la Vie
Pour que tu sois fier de Moi.

Tu as toujours voulu que je sois bien et heureuse.
Pourtant, cela me paraît tellement difficile,
Voire impossible sans Toi.

Mais je ne lâcherai pas,
Je t'en fais la promesse car je t'aime à jamais.
Il faut que je me reprenne.

Après avoir été anéantie par le choc et le chagrin,
Je me sens juste assez solide
Pour grappiller quelques instants ici et là.

Des instants où la douleur me lâche un peu,
Me laissant reprendre mon souffle,
Signe d'une renaissance.

Je prends la Vie Comme elle vient,
Avec ce qu'elle met sur mon chemin,
De beau et de positif.

Enfin libérée de la douleur, en paix avec moi-même,
Maintenant, j'ai accepté pleinement
Ton envolée vers un ailleurs.

Tu es toujours dans mon Cœur
Car tu es une partie de moi, unique et inestimable,
Juste présente différemment.

Lorsque je me regarde dans la glace
Je ne reconnais plus Celle que j'étais autrefois
Mais je ne souhaite pas revenir en arrière.

Ce que ta perte m'a appris,
C'est qu'il est urgent d'Aimer.

Il y a des personnes
Qui vous offrent en quelques instants,
Quelques semaines,
Ce que d'autres n'ont pas su vous donner
Pendant des années voire toute une vie.

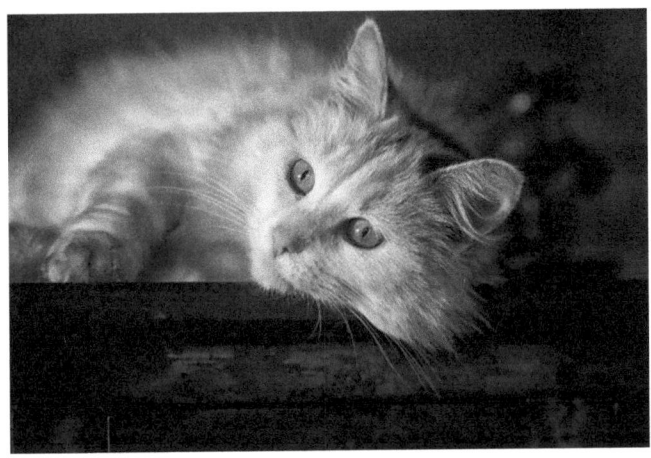

Il était une fois une plume

Une plume pour écrire,
Une plume pour loisir,
Une plume pour divertir,
Une plume pour survivre.

Légère ou tranchante,
Réconfortante ou blessante,
Tout dépend de l'encrier
Dans lequel elle s'abreuve.

Elle peut exorciser,
Eloigner ou relier,
Charmer ou se faire haïr,
Construire ou détruire.

Elle peine parfois
Et caracole d'autre fois,
De maux en mots,
Sans aucun trémolo.

Elle veut parfois tant avoir raison
Qu'elle peut en perdre la raison,
Parvenant même à s'égarer,
Comme l'humain qui la côtoie.

Un aveu à vous faire,
Ma plume vous aime.
Elle se veut salutaire,
Amie ou confidente.

Il y a des jours où tout semble perdu

Il y a de ces jours noirs
Où on n'a plus envie de se lever,
Juste se laisser aller et se laisser dériver.

Des jours où l'on voudrait se réveiller,
De ce cauchemar s'extirper,
Ne pouvant y croire.

On est juste là, avec sa souffrance,
Et on se sent désespérément isolé
Sur ce chemin de Vie escarpé.

Et c'est dans ces moments d'errance,
Dans les heures les plus sombres,
Que nous percevons une lueur au-delà de l'ombre.

Une main tendue, un regard compatissant,
L'attention d'un proche, des mots réconfortants,
Un sourire sincère d'une personne que l'on aime.

La partie sombre de notre Ame
Commence alors à se dissoudre,
Tout ce qui pèse paraît moins lourd.

On ouvre alors les yeux sur ce qui nous entoure,
La famille, des proches ou amis.
De simples choses comme nos cinq sens.

La douce chaleur du soleil sur la peau,
Le vent sur le visage lors de promenades,
Le sourire d'inconnus que l'on croise.

On se dit que la Vie peut être belle
Et on sent renaître l'espoir,
L'envie de se délivrer de ce passé que l'on traîne.

On se met alors à parier
Que l'on va réussir à lâcher prise, à se libérer,
Pour goûter un bonheur à partager avec d'autres.

« Voyez, cela est possible ; relevez-vous !
Faites de nouveau confiance à la Vie »
C'est ce que vous avez envie de leur dire.

Pensez à tout ceci
Lorsque l'envie de vous battre s'éloigne.

Je cherche hâtivement une page blanche
Sur laquelle s'élancera ma plume,
Afin que mes mots deviennent un refuge
Pour y préserver ce temps qui s'enfuit.

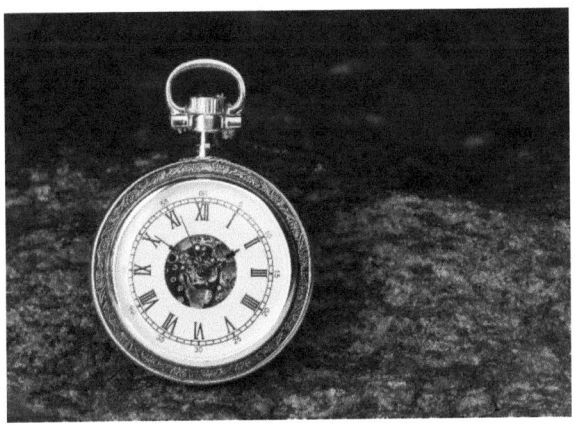

Jusqu'à Toi

Imagine un ciel étoilé,
Illuminé par mes tendres baisers.
La lune silencieuse et complice,
Au creux de mes bras, t'invite.

Entrouvre ton Cœur
Pour que vivent ces émotions
Qui s'insinuent en Toi.
Laisse cette porte ouverte au meilleur.

Pour parvenir jusqu'à Toi,
Je dresse un arc en ciel azuré
Afin de traverser cette voie lactée
Qui me sépare de Toi.

Pas à pas, je me rapproche.
Vois la douceur de mon regard,
Perçois la tendresse de mes gestes,
Sens la chaleur de mes mots.

Laisse-moi t'Aimer.

Juste un instant

La journée s'éteint lentement,
Le soir prend place doucement.

Le soleil, malgré lui, s'incline
Tout en laissant ses derniers rayons
Me caresser le visage
Au travers des feuillages.

Au fur et à mesure, la chaleur se retire
Et la fraicheur la remplace.
La pénombre peine à s'installer,
Repoussée par ces rais de lumière dorée.

Des moineaux bavardent sur une branche
Pendant qu'un pigeon roucoule
Pour sa bien-aimée,
Alors que le soleil se retire sur la pointe des pieds.

Le silence est à peine troublé
Par les bruits du monde extérieur.
Je savoure ces instants
Où je me sens bien.

Le Bonheur est en vous !

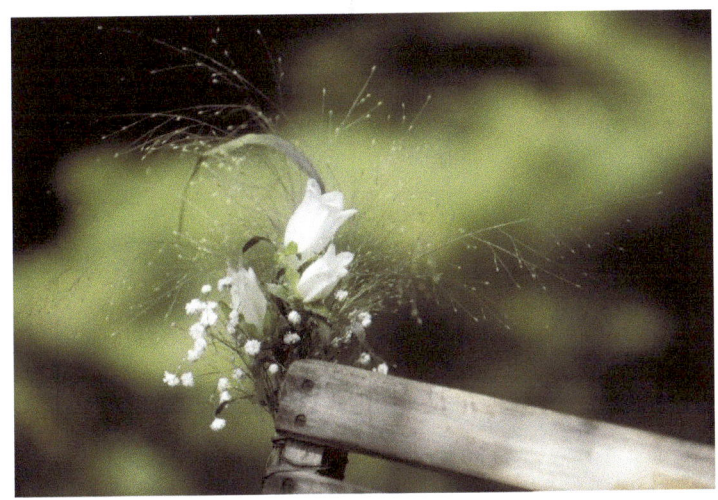

L'Ame à la dérive

Le cœur à la dérive,
Le vague à l'Ame,
Un corps en apnée,
Depuis que tu m'as quitté.

Etouffer ces larmes,
Ravaler ces sanglots,
Un cœur qui s'emballe
Quand je pense à toi.

La solitude s'installe
Dans mon Cœur abandonné.
Le vide prend place
Dans mon Etre esseulé.

Me rendre à l'évidence
Sous le poids du désespoir,
D'abandonner l'espoir
D'un improbable retour.

Ne pas pleurer, ne pas plier
Sous cette douleur lancinante.
Fermer les yeux sur l'évidence,
Sans lui donner trop d'importance.

Oublier l'odeur d'un parfum,
L'étreinte de tes bras sans fin,
Ton essentielle présence,
Tes sourires aimants.

Avancer quand même,
Ne pas montrer ma peine,
Exorciser ce mal
Pour ne pas faire naufrage.

A l'encre de mes larmes,
Tremper ma plume,
Ecrire pour me libérer,
Ecrire pour survivre.

Perdre la mémoire
Quand la mélancolie me ronge.
Au milieu du blanc et noir
Percevoir les couleurs.

En faire un arc en ciel
Pour de nouveau rêver,
Croire en un avenir
Qui peut me sourire.

Le bonheur n'est pas parti,
Il s'est juste déplacé.
Sur ce chemin, avancer.
De nouveau croire en la Vie.

L'Empreinte du Temps

Le temps égrène ses années
Et marque de son empreinte
Notre Vie qui passe.

Empreinte indélébile,
Parfois estompée,
Mais toujours visible.

Laissée sur notre peau,
Imprimant comme il se doit
Nos douleurs, nos maux,
Nos sourires et nos joies.

Parfois d'expression,
Creusées par l'âge,
D'autres fois Patte d'oie
Ou ride du lion.

A qui souvent nous déclarons la guerre
Voulant à tout prix leur faire la peau.
Pourtant, elles peuvent être belles
Car elles sont vous tout simplement.

Elles livrent à ciel ouvert votre histoire
Sans pouvoir y surseoir.
Et c'est là toute votre beauté.
Votre vécu que vous portez.

Elles, ce sont vos rides.

L'impossible au-delà du possible

D'ignorance en connaissance,
D'errance en souffrance,
De chemins de réels
En rêves d'irréels.

Itinéraire parsemé
De combats inachevés,
De batailles gagnées,
De victoires savourées.

De l'insolence à l'indolence,
Du possible à l'impossible,
Parfois devenue irréductible,
Un jour peut-être invincible.

J'ai réussi à me maintenir,
Je suis parvenue à me retenir,
Aux berges de mon Ame,
Au parapet de mon Cœur.

Malgré un esprit qui oscille,
Et parfois un corps fragile,
Pour atteindre l'impossible,
Etre enfin Moi.

La mémoire

Elle est notre compagne de tous les jours.
Tantôt légère, tantôt pesante,
Ou hésitante voire absente,
Elle aime parfois nous jouer des tours.

Elle se fait de temps à autre désirer,
D'autres fois houspiller
Pour avoir fait ressurgir
De douloureux souvenirs.

Il lui arrive aussi de réveiller en nous,
De façon très furtive,
Des sensations presque oubliées
Voire indescriptibles issues d'un rien,

Un parfum, une musique,
Une photo, un visage.
Puis elle repart aussi vite,
Se volatilisant dans les bribes de nos souvenirs.

Elle est aussi notre refuge,
Un endroit où nous pouvons nous blottir,
Nous expatrier même,
Lorsque la souffrance devient trop vive.

Laisse …

Laisse aller le passé maintenant,
Il ne demande qu'à partir.
Cesse de perdre du temps
A t'enfuir dans tes souvenirs.

Tu fais vivre une illusion
Qui te fait souffrir
Et par manque d'attention,
Ton présent peut mourir.

Laisse ce présent te séduire.
Permet à ton avenir
D'espérer vivre.

Emprunte ce chemin
Du lâcher prise.
De tes souvenirs, lâche la main.

Pour de nouveau à la Vie,
T'ouvrir ….

Le corps en émoi

Vous en avez plein le dos
De faire bonne figure,
D'être à genoux devant les autres.

Marre de vous faire taper sur les doigts
Au point que cela vous reste sur l'estomac
Et que vous vous en tirez les cheveux.

Vous serrez les dents si fort parfois
Que vous vous en mordez les lèvres
Et que vous en avez le cœur qui se soulève.

La gorge nouée,
Les jambes en coton,
Prêt à fondre en larmes.

Ne baissez pas les bras,
Ne restez pas les bras croisés non plus,
A vous faire des cheveux blancs.

Ayez du cœur au ventre
Même si vous en avez jusqu'au cou.
Faites front.

Même si vous vous cassez les dents,
Ne tournez pas le dos au présent,
Accueillez-le à bras ouvert.

Donnez-vous corps et âme
Car vous avez cette grandeur d'Ame
Pour prendre en main votre Avenir.

" Le poids des Ans "

Ce ne sont pas les années
Qui pèsent le plus
Mais
Ce qui a été tu,
Ce qui a été dissimulé.

Cette mémoire remplie de silences
Peut devenir un vrai fardeau,
Rendant la marche difficile
Au fil des ans ....

Le printemps est là

Tu peux sortir de ton hiver.
Regarde bien autour de Toi,
Le printemps frappe à ta porte.
Ne l'entends-tu pas ?

Allez, regarde juste un peu,
Vois cette lumière à l'extérieur,
Elle peut réchauffer ton Ame.
Entrouvre la porte,

Le printemps te fait signe.
Regarde ces arbres en fleurs,
Cette petite anémone au milieu de nulle part,
Envers et contre tout, elle est là.
.

Pourquoi pas Toi ?
Ouvre la porte maintenant
Et laisse entrer ce printemps.

Le silence

Par respect, douleur ou pudeur,
Il peut être gardé.
Lorsque nous nous taisons,
Il peut devenir notre complice.

Il est parfois bien plus fort
Que toute autre parole prononcée.
Il permet de s'isoler intérieurement,
De prendre le temps de la réflexion.

Pour autant, ne soyez pas sa victime,
Devenez en maître
Pour apprendre à l'écouter
Et entendre ce qui s'y murmure.

Les mots

On croit les connaître
Mais les connaît-on vraiment ?

Si on prend le dictionnaire
Pour regarder leur définition,
On peut parfois avoir la sensation
De les découvrir.

Car ils sont dans votre esprit,
Peut-être pas encore
Dans votre Ame et votre Corps.

Peut se produire alors une révélation :
La limite des mots.
Tant qu'ils restent dans votre Esprit,
Ils sont passifs.

Pour les voir s'animer,
Il faut qu'ils s'éveillent en Vous,
Il faut qu'ils vivent en Votre Ame,
Votre Cœur et Votre Corps.

Il faut leur donner Vie,
Tout en sachant
Qu'au rythme de leur Vie,
Evolueront leur sens.

Vous percevrez alors,
Toute leur portée,
Toute leur mélodie,
Toute leur beauté,
Toute leur prosodie.

Lettre au temps

Sous les lueurs d'une aube qui s'éveille,
Avec quelques cernes sous les paupières,
Le soleil, peinant à ouvrir les yeux,
Me salue discrètement.

Essayant de le retenir mais en vain,
Il faut déjà chasser ce rêve,
S'effilochant dans les brumes de la nuit,
Laissant ainsi place au destin.

Mes pensées s'accumulent
Et s'éparpillent au gré des secondes,
Qui, à peine arrivées,
Partent déjà, devenant du passé.

Des bribes d'espoir s'accrochent, tenaces,
Aux berges d'une aurore
Sur laquelle, les heures à peine remplies,
S'envolent, quoique je fasse, dans cet espace.

Dans un tiroir de mon Cœur,
Je range hâtivement ces pensées,
Fleurissant pour certaines mon jardin secret,
Se fanant pour d'autres, aux confins de l'oubli.

Le quotidien s'installe,
Poussant au gré des vents, ces rêves et pensées,
Que seul le temps peut accrocher
Au fil du présent, filant vers le passé.

Je tente de cacher ces secondes écoulées,
Remplies de joie et d'espoir,
Afin de venir y chercher, plus tard,
Ce courage et l'envie d'avancer.

Puisées à la source de mon Ame,
D'invisibles paroles se croisent où que j'aille
Faisant fuir la grisaille,
Au rythme des heures qui trépassent.

Déjà pointe à l'horizon, un crépuscule
Faisant naître le couchant,
Amenant avec lui, la nuit, enveloppée d'étoiles,
Qui, à pas menus, s'insinue, telle une ombre.

Je cherche hâtivement une page blanche,
Sur laquelle s'élancera ma plume,
Afin que mes mots deviennent un refuge
Pour y conserver ce temps qui s'enfuit.

Ne juge pas les personnes sur leur mine,
Regarde plutôt ce que leur Cœur dessine.

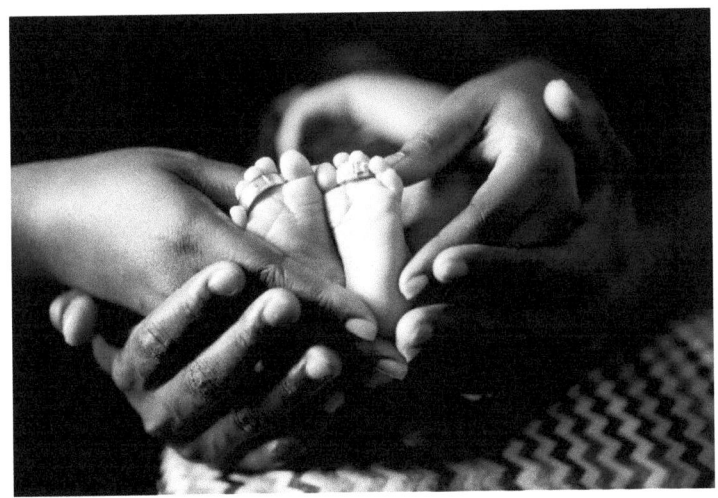

Nostalgie

Dans les couloirs de mes souvenirs,
Quand la nostalgie s'invite sans prévenir,
Malgré moi, je déambule
Telle une somnambule.

Les tiroirs de ma mémoire s'ouvrent à l'infini,
Faisant apparaître complaintes et mélodies,
Logées par l'histoire de ma Vie,
Montrant ainsi que rien ne finit.

A l'ombre des berges de mon Ame éveillée,
Le silence grignote les pleins et déliés
De reliques et réminiscences,
Même si l'aube veut en étouffer la présence.

Les draps du passé ne sont pas repliés
Et toutes ces voix et ces visages aimés
S'agrippent aux parois de mon Cœur,
Psalmodiant leur histoire ou rancœur.

Mes pensées errent dans cette crypte du passé,
Voulant retenir en vain, l'inachevé,
Alors que le vent de mon Ame m'emporte
Vers la Vie de ce présent qui m'exhorte.

On peut passer toute notre vie à attendre
Que quelque chose se passe,
Et la seule chose qui passe,
C'est notre Vie.

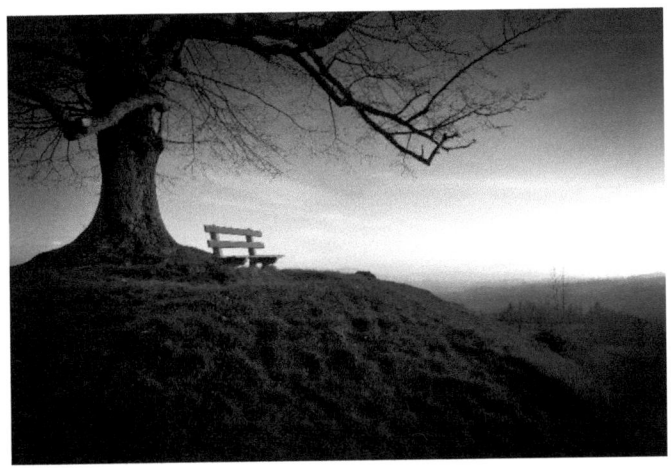

Ombres de plume

Ma plume laisse sa trace,
Et quelques mots en partage,
De rimes qui s'enlacent.

S'échappant comme un vol d'hirondelle,
Se posent consonnes et voyelles
Avant de s'envoler à tire d'ailes.

Laissant ici et là, quelques tâches
De maux qui se détachent,
Sur cette page, mes rimes
Les absorbent comme une compresse
Pour soigner la déprime.

Ma plume est mon Âme
Son encrier est mon Cœur.
D'émotions souvent, elle s'enflamme.

Entre ces lignes, ma plume,
Les maux, elle emprisonne,
Ses rêves, elle délivre.

Bon voyage,
Au cœur de mes mots
Pour apprivoiser vos maux.

**Prenons des risques
Et partons à la conquête de nos peurs.**

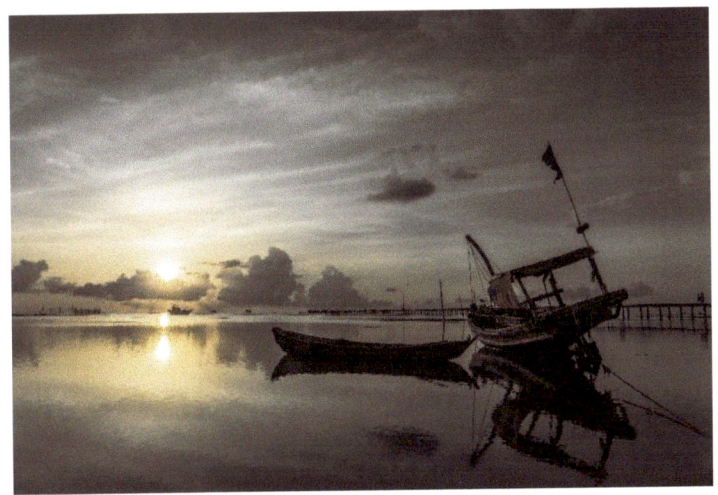

Parfum de rêve

Au-delà des insomnies qui me guettent,
Sur les berges de mon sommeil,
Je me suis enfin allongée
Sous le regard fuyant d'un jour qui s'évade
Et l'assaut d'une nuit qui s'installe.

Je me laisse bercer par le doux clapotis des songes
Afin d'oublier mes tourments.
Les étoiles me chuchotent une lente mélodie,
Accompagnées par une lune qui fredonne,
Berçant un corps qui s'endort.

Bien que l'obscurité s'approche à pas feutrés,
Des effluves de rêves l'ont déjà précédée.
Je me sens sombrer au creux de mon Ame,
Dérivant au gré de mes songes
Pour un instant d'éternité.

Passé, Présent et Futur

Je pourrais me laisser dériver sur ces instants
Qui créent ces moments,
Qui, du présent passent au passé,
Mais je n'en ai pas le temps.

Le futur est lié au présent et donc au temps
Puisque notre présent détermine notre futur.
Tout en sachant que notre présent
Est lui aussi lié au passé.
Donc, en résumé, ces trois temps
Peuvent se conjuguer au passé, au présent et au futur.

En fait, seul, le passé et le futur n'ont de point commun,
La transition étant le présent.
Alors, vivons l'instant,
Puisque ce présent à ce pouvoir
D'unir le passé et le futur.

J'aime conjuguer la vie au présent.
J'aime aussi avec nostalgie,
Plonger dans cet océan du passé,
Pour nager avec volupté,
Au milieu de souvenirs tendres et touchants.

Pour autant, je me prends à rêver
De ce futur inaccessible dans l'instant
Mais ô combien attirant,
Car flirtant avec le présent.

Pensées

Nos pensées sont comme les feuilles d'un arbre.
Elles s'envolent
Dès que le vent se lève.
Certaines plus accrochées que d'autres,
Résistent davantage
Mais elles finissent toujours par tomber...

Pluie

Je souris lorsque je vois les gens râler
Se pressant sous la pluie,
Déployant leur parapluie.

Pourtant, c'est une pluie salvatrice
Qui donne une tonalité de Vie
A tout ce qui nous entoure.

Journée de fête pour ces escargots
De même que pour la grenouille sur son échelle,
Prédisant la météo.

Une pluie libératrice
Comme peuvent l'être
Les larmes de notre Cœur.

Prends à nouveau ton envol

Tu penses ne plus pouvoir.
Pourtant, un jour tu as su
Et tu peux toujours,
Même si tu en doutes.

Même si cela demande du temps
Et beaucoup d'énergie,
S'envoler vers une nouvelle Vie
Est toujours possible.

Alors relève- toi,
Même si tu marches à genoux,
Même si cela fait mal
A chaque fois que tu avances.

Chaque pas effectué
Montre ta force.
Ne lâche rien, bats toi.
A nouveau, la Vie te sourira.

Quelques pétales de Bonheur,
Quelques mots amis,
Pour vous donner envie
De respirer la Vie.

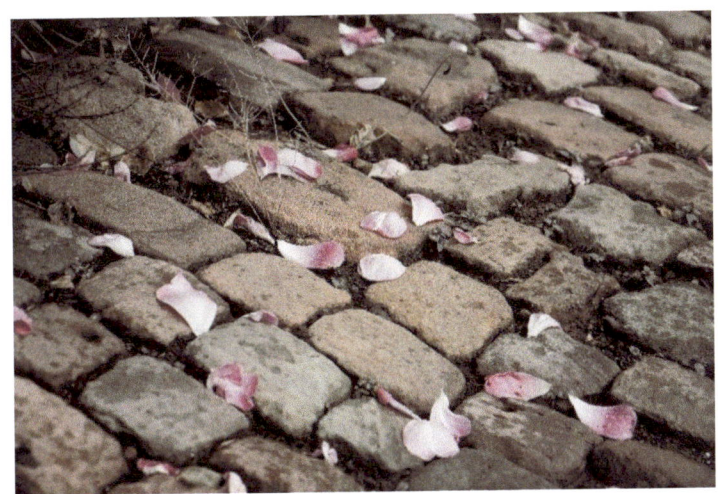

Quand allez-vous Vivre à nouveau ?

Dans l'espoir que peut être un jour,
La personne que vous aimez
Revienne !
Car vous l'Aimez toujours...

Mais, dans cette attente, que faites-vous ?

Vous êtes suspendu à votre téléphone
Dans l'attente d'un coup de fil, d'un sms,
D'un je ne sais quoi
Que vous ne voulez absolument pas "louper".

Vous refusez des invitations au cas où.
Vous ne sortez presque plus ou plus du tout.
Vous êtes recroquevillé dans un coin du canapé
Ou dans votre chambre où la pénombre règne.

Vous avez perdu le goût de faire
Tout ce que vous aimiez tant.
Même la musique ne peut troubler ce silence
Dans lequel vous vous confinez.

Vous relisez sans cesse ces mots d'Amour.
Vous ressortez ces photos de votre Bonheur.
Vous respirez son odeur
Sur les quelques vêtements, oubliés ici et là.

Stop !!!

Mais
Elle, que fait-elle ?
Elle Vit, elle sourit, elle sort, elle mange, elle dort ....
Et vous ?
Pendant combien de temps allez-vous encore attendre pour

VIVRE ....

Quelques notes

De ce clavier, émergent quelques notes
Que je vous dédicace dans cet instant,
Avec la sincérité du moment
Et le cœur en mouvement.

Entendez et fredonnez avec moi
Cette mélodie issue d'un Cœur ami.
Ne soyez pas trop sombre
Et oubliez pour un temps,
Ce vent soufflant dans votre Ame.

Peu importe vos errements,
Rejoignez-moi dans ce présent.
Faite halte juste un temps
Car ici il fait beau temps.

Parfois, il y fait gris certes
Pour autant, on y sourit aussi.
Juste quelques mots
Que je vous adresse
Pour un soupçon de présence.

Reprends la route, poursuis ton chemin.
Fais de nouveau confiance à la vie.
Le Bonheur s'est juste déplacé.
A toi de le retrouver.

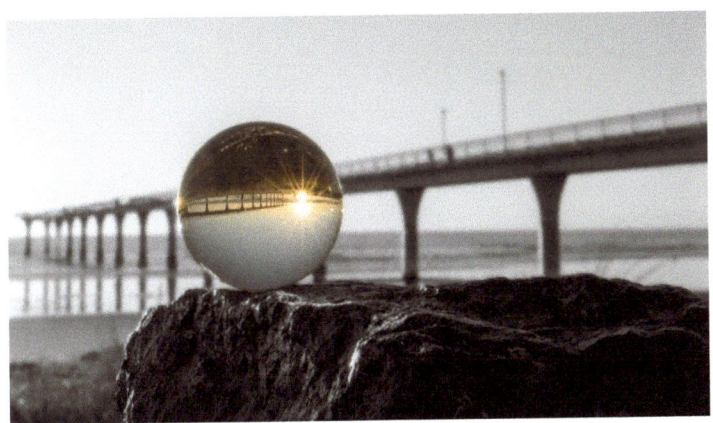

Rêve d'Amour

Du creux de mes rêves,
Des poussières d'Amour se sont échappées.
D'une passion perdue ou désirée,
Elles ont envahi le noir de mes jours.

Mon regard se remplit d'étoiles.
Ma plume, sur ma page,
Tente au-delà des maux,
Une nouvelle chorégraphie.

Chassant ainsi l'écume de mes jours
Et soulevant la brume de mes yeux,
La mélancolie des peut être, fait place
A de nouveaux refrains.

Dès les premières notes,
J'oublie le grésil de ma vie.
Germe déjà un autre présent
Dans mes désirs d'un lendemain.

Mon esprit s'envole vers cet Amour
Défiant les heures au-delà du temps,
Cherchant et implorant ce Cher Amour
De venir réchauffer mon Cœur errant.

Le plaisir fait maintenant place à la mélancolie.
Je vois déjà l'empreinte de nos deux Ames
Allongés sur le sable du temps,
S'envolant vers le grand large.

Quand la nuit s'éclipsera à pas feutrés
Sous l'assaut d'une aube audacieuse,
Ce doux mirage se transformera
En souvenir d'un rêve d'Amour.

Sachez écouter.

Percevez

Ce que les silences vous apprennent,

Regardez avec votre Ame,

Comprenez avec votre Cœur,

Aimez avec tout votre Etre

Puis faites avec votre Raison.

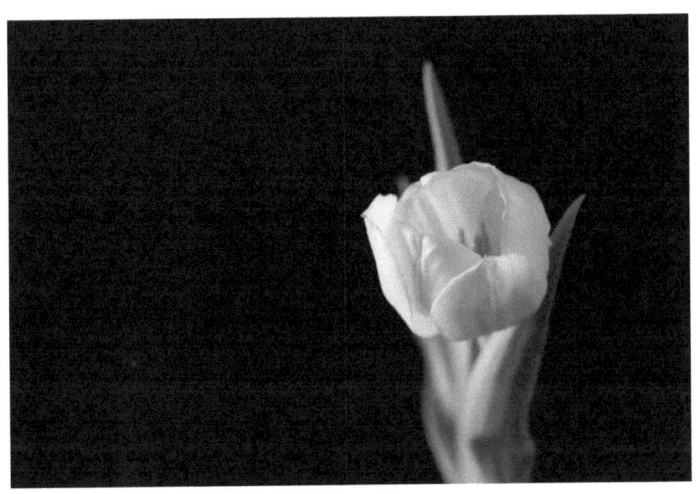

Sans Toi

Autant parfois le silence m'apaise,
Que là, ton silence me pèse.
Ne plus pouvoir t'entendre et te lire
Pour moi, est à proscrire.

Ma joie, tu disposes,
Ton absence tu m'imposes.
Dans l'attente, je compose,
Pour éviter la sinistrose.

Je scrute en vain tes mots
Pour les mettre auprès des miens.
En ver ou en prose, ils sont un bien,
Pour soigner mes maux.

Je te sais heureux dans cette Vie
Tu me manques pour autant.
Ecris moi de temps en temps,
Juste, si tu en as envie.

S'extraire de la Solitude par l'Amour de Soi

S'extraire de la

S souffrance de l'âme
O oubli d'un monde qui nous entoure
L lassitude d'un cœur qui ne sait plus Vivre
I infinie tristesse
T tenir en apnée
U un cœur parfois sur le point de flancher
D découvrir le remède
E et de la mélancolie s'extirper

Par l'

A apprendre à devenir son
M meilleur ami
O oser demander de l'aide pour
U une bouffée d'air afin de
R renaître à la vie

De Soi

Souvenirs

Par la résonance de souvenirs,
Des bribes de mémoire affleurent,
Réveillant ainsi mes sens engourdis.
Elles polissent mes mots
Sous la caresse d'une plume,
Avide de s'épancher.

Les voyelles tourbillonnent
Laissant le verbe respirer,
Alors que les consonnes complotent,
Sous les yeux hébétés
De rimes repues d'encre
Où l'imaginaire peine à prendre place.

Tandis que la nuit tire les draps
Sur les lueurs d'une aube s'endormant,
Sans bruit, les étoiles s'installent,
Distillant leurs soupirs
Sur les berges de mon Ame,
Léchées par les vagues du sommeil.

Une étoile éclaire cette page blanche
Sur laquelle ma plume cherche sa muse,
Poésie hésitante aux commissures de mots,
S'envolant pêle-mêle d'une Ame,
Stimulée par des traces de mémoire,
Résonance de souvenirs.

Tu es toujours dans mon Cœur
Car tu es une partie de Moi, unique et inestimable,
Juste présente différemment.

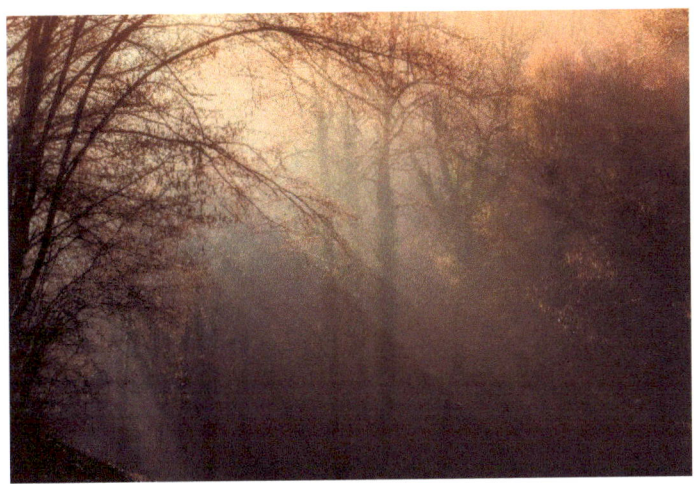

Toi

Si tu te manques de respect,
Que tu te négliges,
Au point de ne plus prendre soin de Toi
Et de délaisser ton apparence.

Si lorsqu'une personne te maltraite
Ou te frustre,
Ton esprit te murmure
« Je ne mérite pas mieux ».

Si tu estimes que tu ne dois pas te ménager,
Que tu n'as pas le droit de penser à Toi,
Encore moins au Bonheur
Dans une existence sans plaisir.

Alors,

Il est grand temps de penser à Toi,
De t'aimer.
Non, ce n'est pas de l'égoïsme.
C'est indispensable pour Etre bien dans ta Vie.

Ton équilibre en dépend,
Ta survie en découle.
Aussi, débarrasse-toi
De tout ce qui est malsain pour Toi.

Fais naître ce nouveau Moi,
Découvre qui tu es vraiment,
Apprends à connaître tes limites,
Commence à Vivre ta Vie.

Tranches de Vie

Particules de Souvenirs,
Fragments du Passé,
Epaves de Rupture,
Haillons de Douleur,
Brisures de Souffrance,
Eclats de Colère,
Lambeaux de Regrets,
Loques de Remords,
Débris de Solitude,
Miettes de Tristesse,
Soupçons de Silence,
Etincelles de Joie,
Copeaux d'Espoir,
Bribes de Courage,
Parcelles d'Amitié,
Extraits de Plaisir,
Poussières de Tendresse,
Pans d'Amour,
Molécules de Bonheur,
Zestes d'Eternité.

                Toute une Vie !

Une seule petite pensée positive
Peut changer toute votre journée.

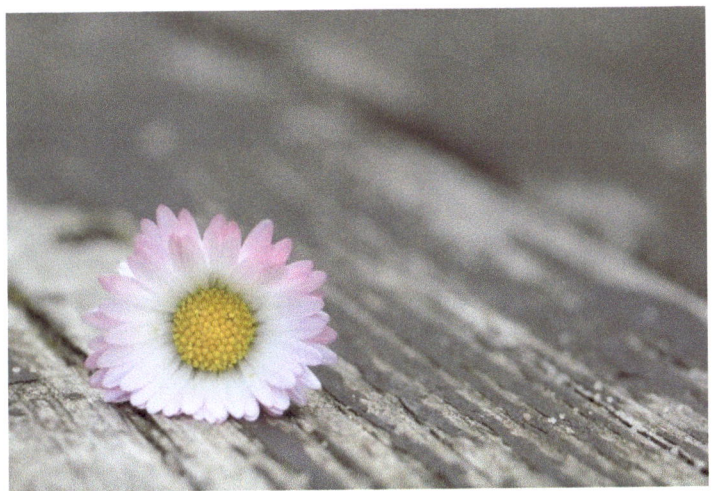

Une larme

Une larme,
Pour expirer ta peine.
Egaré dans tes pensées,
Tu ne sais que faire.

Une larme,
Pour cet amour passé.
A peine quelques mots
Et il s'en est allé.

Une larme,
Pour cet Amour qui t'exsangue.
Un fol espoir
Qu'un jour, il pourrait t'aimer.

Une larme,
Pour ce père, cette mère,
Qui ne t'a jamais aimé
Puisque abandonné.

Une larme,
Quand la nostalgie t'étreint
Et te chante de tristes refrains,
Rythmant ainsi le vide de ta Vie.

Une larme,
Pour exorciser ce traumatisme
Et ainsi éviter qu'il ne s'enkyste,
Par sa non mise en mots.

Une larme,
Pour libérer toute cette souffrance
Qui agite ton Ame et ton Cœur,
Car pleurer est salutaire.

Une larme,
Pour expulser de ton esprit
Toute cette rancœur,
Pour enfin retrouver la paix.

Une larme,
De cette Ame tout en orage,
Délivrant une pluie,
Source de vie.

Une larme,
Pour expulser des maux
Par des mots non-dits,
En laissant vivre vos larmes.

Une plume libératrice

Déposer avec notre plume
Toutes nos émotions,
Pour mettre de l'ordre
Dans notre tourmente.

A force de les étouffer,
Nous sommes perdus,
Voire submergés
Par ces maux de l'Ame.

Les maux de l'Ame,
Les maux du Cœur,
Les maux du Corps,
Des mots pour le dire.

Prendre le temps de mettre
Ces maux en mots,
Du silence à la pause,
Indéniablement soulage.

Cette feuille blanche
En devient alors le réceptacle,
Allégeant ce fardeau
Porté trop longtemps.

Au fil de l'encre,
Ces émotions perdent en intensité
Pour une plus grande clarté
Et une prise de conscience.

Vous avez enfin trouvé une voie,
Autre que les voix du corps,
Pour exprimer votre vécu
Et soulager vos maux.

Un regard

Furtif, fugitif, bienveillant ou amusé,
Parfois virtuose et souvent éphémère.

Au fil des jours, de nuit ou de jour,
Passant près de nous
Ou de l'autre côté du trottoir,
Un bref instant, des regards se croisent.

Peut-être que l'un de ces regards
Aurait pu changer quelque chose,
Changer même le cours de notre Vie,
Mais nous ne pouvons le savoir.

Comment aurions-nous pu deviner
Qu'au moment ils se sont croisés,
Ces regards auraient pu tout changer,
Si nous y avions seulement prêté attention !

Après tout, ce n'était qu'un regard
Parmi tant d'autres …

Vivre à deux,
C'est être trois :
Je, Tu, Nous.
Vivre à deux, c'est permettre
À ces trois personnes
De vivre chacune dans leur individualité.

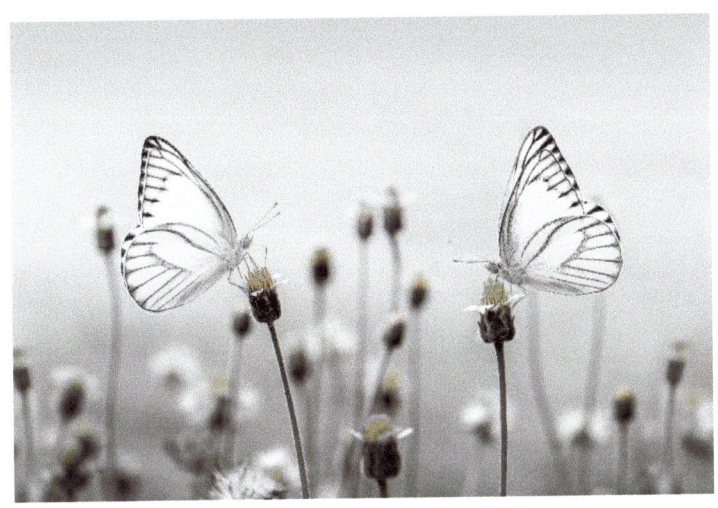

Vivre à deux

Vivre à deux, c'est Etre trois
JE, TU, NOUS.

Vivre à deux,
C'est permettre à ces trois personnes
D'exister chacune, dans leur individualité.

Vivre à deux, c'est prendre de nouveaux repères.
Vivre à deux, c'est penser à l'Autre avant Soi.
Vivre à deux, c'est penser à Soi sans oublier l'Autre.

C'est permettre au JE et au TU
D'avoir son espace, sa liberté d'Exister.
C'est accorder du temps pour le NOUS.

C'est échanger, partager, donner sans rien attendre.
C'est se respecter et respecter l'Autre et le Nous.
C'est de faire de chaque instant, des premières fois.

Cet Amour de l'Autre n'est pas un dû.
Cela s'entretient au quotidien car n'est jamais acquis.
Prenons conscience de la chance que nous avons
D'être Aimé.

Vous

Sachez écouter.
Percevez ce que les silences vous apprennent.
Regardez avec votre Ame,
Comprenez avec votre Cœur,
Aimez avec tout votre Etre,
Puis faites avec votre Raison.

Aimer
Ne veut pas dire
« Tout accepter »

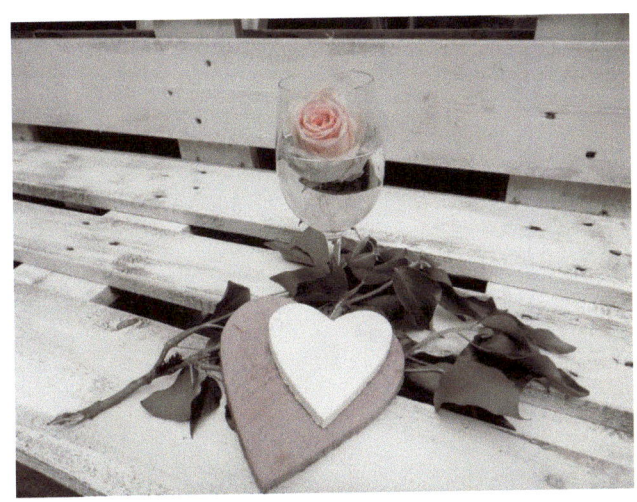

Prenez ce qu'il y a de meilleur en ce jour,

Dans ces « petites choses » de la Vie

Qui vous rendent vivants.

Prenez soin de Vous !

Evelyne